EFFETS PHYSIOLOGIQUES

ET

PRINCIPALES APPLICATIONS

HYGIÉNIQUES ET THÉRAPEUTIQUES

DE LA

VAPEUR D'EAU SURCHAUFFÉE

PAR

Le Dr ZABÉ

Trois fois lauréat de l'École de médecine de Nancy.

Prix : 2 francs

PARIS

LIBRAIRIE GERMER-BAILLIÈRE ET Cie

108, boulevard Saint-Germain, 108

(À l'angle de la rue Hautefeuille)

—

1878

EFFETS PHYSIOLOGIQUES

DE LA

VAPEUR D'EAU SURCHAUFFÉE

EFFETS PHYSIOLOGIQUES

ET

PRINCIPALES APPLICATIONS

HYGIÉNIQUES ET THÉRAPEUTIQUES

DE LA

VAPEUR D'EAU SURCHAUFFÉE

PAR

Le Dr ZABÉ

Trois fois lauréat de l'École de médecine de Nancy.

Prix : 2 francs

PARIS

LIBRAIRIE GERMER-BAILLIÈRE ET Cie

108, boulevard Saint-Germain, 108

(A l'angle de la rue Hautefeuille)

1878

AVANT-PROPOS

Appelé à nous servir de la vapeur d'eau comme moyen hygiénique et thérapeutique, nous avons été frappé des inconvénients que présentait l'emploi de la vapeur humide. Nous avons pensé que la vapeur *surchauffée,* en supprimant ces inconvénients, nous donnerait des résultats meilleurs. Aussi, partant de cette idée préconçue, avons-nous fait construire des appareils spéciaux, et le succès répondant à notre attente, nous avons obtenu une vapeur douée de propriétés physiques différentes, et produisant des effets physiologiques nouveaux.

Les applications hygiéniques et thérapeutiques de la vapeur surchauffée nous ont également donné des résultats qui, le plus souvent, ont dépassé nos espérances. Aussi, fort des succès cliniques obtenus, avons-nous dénommé ce nouveau mode de traitement : *atmothérapie.* L'étymologie du mot ατμος (vapeur), θεραπεια (thérapie) rend exactement notre pensée : c'est

1

bien par la vapeur que nous traitons et guérissons les maladies.

Dans ce modeste travail, après avoir décrit sommairement nos appareils et leur fonctionnement, nous ferons tout d'abord une étude comparative des différents modes de sudation par les moyens externes. Nous montrerons les inconvénients et les dangers de l'étuve sèche, de l'étuve humide et des boîtes ; puis nous exposerons les avantages de la *sudation par la vapeur surchauffée*, avantages dus à ses propriétés physiques et aux effets physiologiques qu'elle produit. Nous rendrons compte ensuite des *applications hygiéniques* de cette vapeur ainsi désaturée. Enfin, nous terminerons par ses principales *applications thérapeutiques*.

Auparavant, nous tenons à adresser nos remerciements à M. Clovis Joly, notre habile applicateur. Par son zèle, par son dévouement aux malades, son concours nous a toujours été des plus précieux dans toutes nos expérimentations.

Dr ZABÉ.

Paris, 14 Juillet 1878.

CHAPITRE I

Considérations préliminaires.

§ I.

Description des appareils
et de leur fonctionnement.

Engendrée dans notre système d'appareils, la vapeur n'est plus humide, étant surchauffée dans un serpentin qui lui sert de récipient (1).

La vapeur, ainsi désaturée, est distribuée au moyen d'un semi-lunaire, perforé de très-petites ouvertures, autour de la personne, couchée dans un lit, la tête découverte, et pouvant respirer librement. Le reste du corps est recouvert d'une toile de coutil tendue sur des cerceaux en fer étamé, mais à une distance suffisante pour ne gêner aucun mouvement. La

(1) L'application à la thérapeutique de la vapeur réellement surchauffée est absolument nouvelle.

La chaudière, construite sur nos indications par un de nos amis, M. Robert, mécanicien très-ingénieux, n'offre aucun danger d'explosion, la soupape ne pesant que 500 grammes. Du reste, cette chaudière a été essayée avec une presse hydraulique et a supporté quatre atmosphères de pression.

vapeur s'accumule dans cet espace jusqu'à une certaine tension; puis il s'établit un courant qui reste toujours sous forme gazeuse. Complétement privée de gouttelettes d'eau, la vapeur a une tendance beaucoup moindre à se condenser; et partant, la déperdition de chaleur n'est pas sensible. La condensation n'ayant pas lieu, le calorique ne se dégage jamais brusquement; aussi la chaleur est-elle distribuée d'une façon lente et progressive.

Un purgeur adapté au distributeur rejette hors du lit les quelques gouttes d'eau de condensation qui se forment dans le tube en caoutchouc qui amène la vapeur. De cette façon, ni le lit ni la personne couchée *ne sont jamais mouillés*.

Le volume de ces appareils n'est nullement encombrant; et, vu la légèreté de leur poids, ils sont facilement transportés au domicile du malade. Si ce dernier ne peut quitter la chambre, le traitement se pratique chez lui, et tout aussi commodément.

Ces conditions physiques et physiologiques nous permettent de produire une rapide et abondante sudation dont nous graduons à volonté l'intensité. Cette sudation, nous pouvons la répéter nombre de jours consécutifs, *sans épuiser l'économie.* Si, après les premières sudations, quelque fatigue est ressentie, cette fatigue n'est que *physiologique,* étant due à la suractivité des différentes fonctions.

La durée des applications n'est, en moyenne, que de vingt à vingt-cinq minutes. Environ un demi-litre d'eau est vaporisé; et un quart de litre d'alcool est brûlé. Le même temps est nécessaire pour parachever la transpiration et laisser sécher la peau. Enroulé dans des couvertures de laine, le malade ne quitte pas le lit; et l'étuve est si ingénieusement établie, qu'en aucun temps de l'opération il ne se trouve découvert.

§ II.

La sudation par la vapeur d'eau surchauffée est un puissant moyen thérapeutique.

Pouvoir provoquer une transpiration abondante et pouvoir la répéter, suivant les indications, d'une façon toujours sûre et inoffensive, c'est certainement un moyen thérapeutique des plus puissants.

En effet, par la sueur que sécrète la peau, elle enlève au sang certaines substances salines et des produits gazeux. Or, chez l'homme, c'est le sang qui apporte aux tissus les matériaux réparateurs. C'est le sang également qui reprend les déchets, et les charrie vers certains organes chargés de les expulser au dehors. Ces organes sont : les *reins*, les *poumons* et la *peau* (1).

Les reins éliminent du sang les substances salines, telles que l'urée. Les poumons le débarrassent de la vapeur d'eau et de l'acide carbonique. La peau joue donc un rôle intermédiaire, puisqu'à la fois elle soutire des substances salines et des produits gazeux. En été, quand on transpire abondamment, on urine moins. Et chez les phthisiques, alors que les poumons se désorganisent, les sueurs nocturnes suppléent à l'insuffisance de la respiration. Ces trois fonctions, complémentaires l'une de l'autre, peuvent également se suppléer dans certaines limites.

(1) Le foie, cette glande si volumineuse, nous semble devoir être rangé au nombre des organes dépurateurs du sang; mais ses fonctions ne sont pas encore assez bien déterminées pour pouvoir l'affirmer.

Si ces produits de l'usure, véritables cendres de l'organisme, n'étaient pas éliminés, le sang perdrait ses propriétés vivifiantes, et toutes les fonctions seraient troublées. C'est ce qui arrive dans les maladies générales : les émonctoires deviennent insuffisants, et la crase du sang se trouve altérée. Le sang n'est alors *dépuré* qu'autant que l'élimination des résidus compense leur production.

Les maladies guérissent naturellement par des *crises spontanées,* qui ne sont autre chose que l'élimination active des déchets par les émonctoires, dans le sens de l'humorisme moderne. En cas d'absence de crises, le médecin intervient en cherchant à provoquer une *crise artificielle*. Or, quel plus puissant moyen, pour assurer une crise, que celui qui nous est offert par l'atmothérapie! La sudation supplée à l'insuffisance des émonctoires, en faisant fonctionner davantage la peau.

Nous pouvons donc dire que l'atmothérapie est une nouvelle méthode de traitement des maladies, dans laquelle la vapeur d'eau surchauffée est le principal agent thérapeutique.

Ce nouveau mode de traitement s'appuie sur

des bases scientifiques, parce que, abstraction faite du diagnostic et des considérations qui appartiennent à l'individu et à la maladie, cette méthode thérapeutique est essentiellement une question de *procédé opératoire*. Ce procédé se rattache non-seulement à la température et à la tension de la vapeur, mais aussi à la puissance et à la durée de l'application. Guidé par l'expérience et l'observation de nombreux faits cliniques, nous sommes arrivé à déterminer scientifiquement les lois physiques et physiologiques afférentes à ce mode de traitement; mais les effets curatifs sont dus surtout à la main qui dirige l'instrument, et à l'intelligence qui conduit la main.

CHAPITRE II

Différents modes de sudation
par les moyens externes.

Les sudorifiques fournis par la matière médicale sont aussi insuffisants qu'infidèles; et cependant, l'efficacité de la sudation est indiscutée.

Instinctivement, nos paysans se font transpirer alors qu'ils éprouvent des malaises plus ou moins graves, ou qu'ils ont pris, comme ils disent, *chaud et froid.*

§ I.

Enroulement dans des couvertures de laine.

Parmi les moyens externes généralement en usage, un des plus vulgaires, c'est l'enroulement dans des couvertures de laine. Mais alors, la température bien réelle se fait aux dépens des tissus. Aussi la transpiration est-elle accompagnée d'un sentiment de faiblesse des plus pénibles, et ne saurait-elle être renouvelée sans danger. Ce mode de sudation a été justement appelé *fièvre des couvertures.*

§ II.

Étuve sèche.

Les bains d'air chaud permettent de supporter une température élevée, voisine de 100° (Oré), parce qu'une partie de l'exhalation cutanée, en se vaporisant, rend latente une grande quantité de calorique, et empêche ainsi le corps de se mettre en équilibre de température avec le milieu ambiant. Mais la température est difficile à abaisser ou à élever bien graduellement. La peau n'est point pénétrée ni dilatée; les glandes sudoripares, mal impressionnées, s'irritent; aussi la transpiration ne s'établit point doucement, et ces bains sont-ils *très-excitants.* La peau ne se congestionne pas, et c'est précisément cet effet physiologique si important que nous cherchons et obtenons avec notre procédé.

§ III.

Étuve humide. — Boîte.

L'étuve humide présente de graves inconvénients ; le malade y est incommodé, la vapeur pénétrant dans les voies respiratoires. « L'air y étant saturé de vapeur ne peut recevoir celle qui provient de la transpiration cutanée. Or, cette vapeur est au maximum par suite de la haute température à laquelle la peau est soumise. Il en résulte une sensation de gêne, de malaise et d'anxiété qui ne permet pas d'en subir longtemps l'influence. » (Becquerel, *Traité d'hygiène privée et publique*). Aussi des congestions, voire même des hémorrhagies cérébrales, peuvent se produire ; ce qui malheureusement arrive de temps à autre dans les établissements de bains de vapeur.

Pour permettre au malade de tenir la tête en dehors de l'étuve, on le fait asseoir dans une *boîte*. Mais il se trouve toujours plongé dans un bain de vapeur humide, et la condensation se fait tout aussitôt. Aussi les parois des boîtes comme celles de l'étuve sont-elles ruisselantes.

Le premier effet de la condensation, c'est d'abandonner brusquement un excès de calorique, lequel se trouve mal distribué et fatigue singulièrement le patient. En effet, toutes les fois que la vapeur d'eau retourne à l'état liquide, elle abandonne son calorique latent ; et 1 gramme d'eau en se vaporisant absorbe la quantité de chaleur nécessaire pour élever 540 grammes d'eau de 0 à 1 degré (Despretz).

La vapeur condensée couvre la surface du corps d'une couche d'eau ; et cette couche d'eau s'oppose à une transpiration abondante.

Mélangée à la sueur, elle empêche cette dernière de ramollir les cellules épidermiques superficielles, et partant elle gêne l'absorption par la peau, qui ne peut avoir lieu qu'autant que les cellules à noyaux sous-jacentes sont mises à nu.

De plus, le malade étant assis dans une caisse, en vertu des lois de la pesanteur, la circulation étant suractivée, le sang est amené aux extrémités inférieures, d'où anémie cérébrale, faiblesse très-grande et impossibilité de prendre des sudations nombre de jours consécutifs ; autrement il en résulterait un rapide et complet épuisement.

Aussi, dans nos hôpitaux qui ne sont encore dotés que de ces boîtes, la plupart des médecins hésitent-ils à juste raison à s'en servir pour traiter leurs malades.

§ IV.

Sudation par la vapeur d'eau surchauffée.

La vapeur, douée des propriétés physiques
que lui donnent nos appareils, pénètre et dilate
la peau sans la mouiller ni l'irriter.

En quinze ou vingt minutes, elle détermine
une abondante sécrétion de sueur. La température de l'étuve varie entre 35° et 40°, selon le
plus ou moins de résistance de l'économie. Le
patient n'a point la tête lourde, comme dans les
étuves humides; également pas de battements
de cœur tumultueux et précipités; au contraire,
il éprouve un sentiment de bien-être, et aussi
une sensation d'agréable fraîcheur.

La peau paraît grasse, n'étant mouillée que
par la sueur.

En même temps il se produit une forte dérivation à la surface cutanée. Alors, dans tous les
tissus et dans tous les liquides, ont lieu de puissants mouvements d'expansion. L'organisme
subit les modifications les plus salutaires. Les
grandes fonctions de circulation, de calorifica-
tion, d'exhalation et d'absorption sont vivement

stimulées, et finalement la nutrition intersti
tielle heureusement influencée.

Après un bain de vapeur ordinaire, la transpiration se prolonge pendant plusieurs heures;
la peau reste dans un état de moiteur, une
grande partie de la journée. Très-sensible à
l'impression du froid, le malade est tenu de se
bien couvrir pour se garantir d'un refroidissement; tandis que la transpiration provoquée
par la vapeur surchauffée ne persiste pas sensiblement, la sudation prise. La peau est beaucoup moins rouge, et reprend rapidement sa
coloration naturelle. Elle reste aussi moins
longtemps moite; plus de danger de refroidissement; à l'air même glacial, on éprouve une
sensation de chaleur.

Le fait même de la sudation modifie profondément le liquide sanguin qui se trouve perdre
ainsi de l'eau, des sels minéraux et des matières
excrémentitielles, telles que des gaz, des
matières grasses, et des acides organiques.
(P. Chalvet.)

Aussi, pendant la durée de l'opération, nous
faisons boire au malade un ou deux verres
d'eau fraîche, afin de prévenir l'altération de la

crase sanguine, par suite de la perte d'eau provenant de l'abondance de la transpiration.

Les *enfants,* dès l'âge de deux ans, supportent parfaitement ce genre de sudation. Les effets physiologiques sont même plus accentués que chez l'adulte; c'est un vigoureux coup de fouet donné au double mouvement de dénutrition et de rénutrition.

Le premier, dans un but thérapeutique, nous avons provoqué la sudation, chez les enfants, au moyen de la vapeur d'eau désaturée, et les résultats obtenus ont dépassé toute attente. Dans les maladies générales de la seconde enfance, telles que la scrofule, *six sudations données dans l'espace de quinze jours* nous ont le plus souvent permis de modifier ces constitutions débiles d'une façon aussi efficace que surprenante.

Les *vieillards* également ne se sentent point affaiblis; ainsi une dame âgée de 78 ans, atteinte d'un rhumatisme chronique, a pu subir trente-six sudations en deux mois, sans que son état général ait cessé d'être satisfaisant.

Pouvoir ainsi faire transpirer plus ou moins abondamment, et pouvoir, suivant les indications, réitérer la sudation nombre de jours consécutifs, sans craindre d'épuiser l'économie, c'est un grand et réel succès, et nous le répétons, c'est un moyen thérapeutique tout-puissant. Cet heureux résultat est dû à ce qu'en même temps que l'état maladif s'améliore, toutes les fonctions sont excitées, principalement les fonctions digestives. La température du corps ne s'élève pas sensiblement, et seulement par le fait de la chaleur communiquée directement aux tissus ; un thermomètre très-sensible, placé sous la langue du patient, aussitôt avant et après la sudation, n'accuse qu'une légère variation de 2/5 à 4/5 de degré.

L'accélération du pouls n'est due également qu'à la résistance moindre des capillaires. (Marey.) Aussi ce trouble circulatoire n'a rien de commun avec la fièvre. C'est pourquoi, malgré une sudation abondante et répétée, l'économie n'est point affaiblie ; au contraire, la nutrition est améliorée par la suractivité des fonctions trophiques, excitées dans de sages limites (1).

(1) La pression barométrique augmente avec la température de l'étuve. Ainsi, tandis qu'un thermomètre indiquant cette température s'élevait de 25 à 38° centigrades, un baromètre à cuvette, placé dans l'intérieur de l'étuve, est monté de 753ᵐᵐ à 755ᵐᵐ.

CHAPITRE III

Applications hygiéniques de la vapeur d'eau surchauffée.

Au point de vue de l'hygiène, la pratique de l'atmothérapie est des plus salutaires.

Du reste, les bains de vapeur, si employés chez les peuples du Nord et de l'Orient, rendent l'homme plus agile, plus souple, plus vigoureux; les organes reçoivent une heureuse modification, en vertu de laquelle leurs fonctions s'exécutent plus régulièrement. (Oré.)

Or, la sudation par la vapeur surchauffée est autrement efficace que la transpiration provoquée par l'air chaud ou la vapeur humide, soit dans une boîte, soit dans une étuve. Elle en a tous les avantages, sans en avoir les inconvénients et les dangers. Aussi est-elle appelée à rendre de réels services.

§ I.

La sudation par la vapeur surchauffée entretient la transpiration de la peau ainsi que sa sensibilité tactile.

La vapeur d'eau surchauffée, en provoquant la sudation dans les conditions physiques et physiologiques que nous venons d'exposer, est un sûr moyen de conserver la santé.

En effet, elle entretient la transpiration de la peau et la rétablit.

Elle débarrasse son tégument des impuretés qui ont pu s'y accumuler. Par suite de l'évaporation de l'exhalation cutanée, il se dépose à la surface de la peau un résidu solide formé de sels et d'une matière animale.(Becquerel.) Ce résidu, la sudation l'enlève complétement.

En même temps, elle maintient à l'organe du toucher toute sa sensibilité tactile, en préservant la peau de toute souillure, et en éliminant les corps étrangers de toute nature qui peuvent s'y être attachés.

Chez les vieillards, alors que les fonctions

cutanées s'amoindrissent au détriment des émonctoires internes, la sudation rend des services signalés.

Prendre de temps à autre une sudation au moyen de la vapeur surchauffée serait donc une habitude éminemment hygiénique.

Qu'il nous suffise de rappeler que la peau ne sert pas seulement à donner au visage et au corps leurs gracieux contours, mais que, par les glandes qu'elle contient, elle concourt, comme les poumons et les reins; à la dépuration du sang.

La quantité du liquide perdu journellement par la peau s'élève à environ un kilogramme.

Également, c'est à travers les parois des glandes sudoripares que se fait l'échange d'acide carbonique et d'oxygène qui constitue la respiration cutanée.

Outre son rôle dépurateur, la sécrétion cutanée contribue à maintenir à un degré constant la température du corps. Aussi, une simple entrave passagère au fonctionnement régulier des glandes sudoripares peut devenir la source d'inflammations des reins ou des poumons.

Une brûlure un peu étendue provoque sou-

vent des lésions internes, suffisantes pour déterminer la mort, en rendant l'exhalation cutanée
insuffisante. Et un simple refroidissement peut
occasionner une fluxion de poitrine, une pleu-
résie, un rhumatisme. (Gustave Le Bon.) (1).

§ II.

Bains d'eau et sudations par la vapeur sur-
chauffée. — Effets physiologiques comparés. —
Absorption par la peau.

De tous temps, les bains d'eau ont été employés dans un but hygiénique. Instinctivement, l'homme faisait des immersions, et se
plongeait dans l'eau pour assurer la sécrétion
cutanée. Aussi les immersions étaient-elles ren-
dues obligatoires par les religions antiques, et
ont-elles fait partie de l'hygiène de tous les
peuples. L'usage du linge de corps servant à
absorber les produits de l'exhalation cutanée,
en avait rendu l'usage moins indispensable. Eh
bien! la sudation par la vapeur d'eau surchauf-

(1) Nous avons puisé ces considérations physiologiques dans
l'excellent traité du Dr Gustave Le Bon : *La Vie, Physiologie
humaine appliquée à l'hygiène et à la médecine.*

fée a une efficacité hygiénique bien autre que celle du bain ordinaire.

En effet, les bains d'eau n'ont sur l'économie qu'une *action de contact;* l'absorption n'y est point manifeste.

Un de nos premiers maîtres, Léon Parisot (de Nancy) l'a démontré expérimentalement. Des substances salines, telles que l'iodure de potassium, le chlorate de potasse, le carbonate de soude, l'arséniate de soude, etc., en dissolution dans l'eau d'un bain, n'ayant pas été retrouvées, ni dans les urines ni dans la salive; d'autres substances végétales (belladone, digitale) n'ayant exercé aucune influence sur la circulation et l'innervation, il s'est cru autorisé à ne point admettre que la peau possédât, dans le bain, la faculté d'absorber.

L'histologie élémentaire nous fait facilement comprendre pourquoi l'*absorption par la peau* ne peut avoir lieu dans le bain.

Le tégument externe, avant d'être un organe d'exhalation et d'absorption, est tout d'abord un organe de protection.

La couche superficielle est formée de vieilles cellules aplaties, desséchées, privées de noyaux, et n'ayant plus par le fait aucune activité, et incapables d'absorber.

Ces cellules sont liées entre elles par une matière insoluble, un vrai ciment qui rend leur désagrégation très-difficile.

De plus, elles sont lubréfiées par une matière grasse, la *matière sébacée* qui les rend imperméables. C'est un vernis protecteur pour les cellules sous-jacentes, cellules à noyaux, et partant encore actives.

Ce vernis pénètre encore également jusqu'à une certaine profondeur dans les conduits excréteurs des glandes. Aussi, l'orifice de ces conduits est-il en partie dissimulé par le revêtement des vieilles cellules.

Tout liquide qui ne dissout pas les substances grasses, ne peut donc mouiller la peau et arriver aux cellules encore absorbantes. (P. Chalvet.)

En prenant un bain, qui de nous n'a remarqué que les gouttelettes d'eau glissaient sur la peau, quand par exemple nous retirions un bras hors de la baignoire?

Cependant, après un bain prolongé, l'épiderme des mains et des pieds finit par se gonfler. Ce phénomène tient à ce que dans ces deux régions, il y a absence de matière sébacée, et surabondance de glandes sudoripares. La peau n'étant plus rendue imperméable par le sébum l'eau imbibe la couche des cellules mortes, les détrempe et atteint par imbibition les cellules vivantes qui possèdent au plus haut degré la propriété d'absorber. (Simpson d'Edimbourg.)

Ce phénomène nous fait comprendre pourquoi certains expérimentateurs ont affirmé et d'autres ont nié l'absorption par la peau des matières solubles, tenues en suspension dans l'eau.

Bien différemment agit la vapeur d'eau surchauffée.

Elle pénètre le vernis protecteur tégumentaire, formé comme nous l'avons dit, de vieilles cellules imbriquées et imbibées de sébum.

En même temps, l'abondance de la sueur qui s'échappe de la peau désagrége le ciment intercellulaire.

Par ses *sudorates alcalins*, elle dissout la matière sébacée.

Dans quelques lavoirs parisiens, pour bien décrasser le linge, on projette dans les cuves

des jets de vapeur, pendant que les pièces les-
sivées subissent un mouvement de rotation.

Par le fait de la sudation, les vieilles cellules
épidermiques sont rapidement éliminées, et la
reproduction cellulaire vivemeut suractivée ;
le revêtement épithélial des conduits excréteurs
se rénove également. En effet, c'est aux dépens
des liquides exhalés par les capillaires du derme
que se forment les cellules profondes de l'épiderme. Dans le liquide épanché à sa surface,
naissent des noyaux qui bientôt s'entourent d'une
membrane, et constituent ainsi une cellule. Or,
par le mouvement d'expansion résultant de la
sudation, l'exhalation de ce liquide est augmen-
tée.

Ce fait physiologique est de la plus haute
importance ; et, dans certaines maladies constitutionnelles, se manifestant par des éruptions
cutanées plus ou moins graves, il devient un
puissant moyen thérapeutique.

Après avoir pris une sudation, et avant de
nous rhabiller, nous nous sommes frotté le creux
épigastrique avec 15 à 16 gouttes de teinture de
belladone. Eh bien ! en moins d'une minute,
nous avons été pris à la gorge d'une sensation

âcre, caractéristique de la présence de la belladone dans l'économie. Cette sensation a duré
environ une demi-heure. La dose de teinture n'était pas suffisante pour amener la dila-
tation des pupilles.

C'est donc une voie nouvelle pour l'adminis-
tration de certains médicaments; et alors ni la
peau ni le tube digestif ne sont fatigués.

§ III.

La sudation par la vapeur surchauffée est un moyen hygiénique, prophylactique de l'obésité, de la goutte et de la gravelle.

C'est surtout dans les grands centres, à
Paris principalement. où la vie est sédentaire,
l'air confiné, et les abus de la table fréquents,
que la pratique de l'atmothérapie est appelée
à rendre de bien grands services.

Le sang se trouve alors chargé d'une surabondance de matériaux nutritifs qui entraîne
à sa suite l'obésité, la goutte ou la gravelle, suivant que cet excès se dépose sous forme de
graisse dans les tissus, d'acide urique ou d'ura-

tes dans les articulations ou dans l'appareil urinaire.

Tous les hygiénistes ont reconnu que pour faciliter *l'élimination de la réserve adipeuse,* aucun moyen n'était plus sûr que le bain de vapeur. Mais la sudation par la vapeur surchauffée a toute l'éfficacité du bain de vapeur, sans en avoir les inconvénients ; nous l'avons plus que suffisamment démontré.

Comme *moyen prophylactique de la goutte,* la sudation est également toute-puissante.

Déjà Sanctorius et Dodart avaient regardé comme cause déterminante de cette affection, une *diminution de la transpiration.*

« La peau, comme on le sait, est un des plus puissants émonctoires des matières azotées. La suppression passagère des fonctions de cet organe entraîne la rétention dans le sang des matériaux azotés qu'il devrait éliminer ; et par suite, ces matériaux en excès sont incomplétement brûlés, *d'où production d'acide urique.* » (Jaccoud.)

Eh bien ! la sudation par la vapeur surchauffée favorisant la transpiration cutanée, et la rétablissant au besoin, est certainement un

moyen prophylactique incontestablement efficace de la goutte et aussi de la gravelle.

Elle maintient en équilibre le *budget des re-
cettes et des dépenses ;* elle prévient ainsi l'altération de la crase sanguine ; elle assure donc
le fonctionnement harmonique de tout l'organisme.

§ IV.

**Une sudation, prise chaque huit jours, prévien-
drait les accidents d'empoisonnement chez les
ouvriers qui travaillent certaines substances
minérales insalubres, telles que le plomb, le
mercure, etc.**

Une application hygiénique de la vapeur surchauffée des plus utiles, serait de faire prendre
chaque semaine, une sudation aux ouvriers qui
travaillent les substances minérales insalubres.

L'affection saturnine est celle que l'on ob-
serve le plus communément ; ce sont les ouvriers qui fabriquent le blanc de céruse ou le
minium, ainsi que les peintres en bâtiments qui
en sont le plus souvent victimes.

La *colique des peintres* en est l'accident le
plus fréquent. (Tanquerel.)

Nous avons été appelé à traiter par la sudation quatre individus atteints de coliques de plomb, et trois sudations ont toujours suffi pour les guérir.

L'observation suivante mettra mieux en lumière l'efficacité si rapide du traitement par la vapeur d'eau surchauffée :

OBSERVATION I.

Depuis huit jours, le nommé Louis F..., âgé de 21 ans, peintre en bâtiments et domicilié rue Saint-Denis, souffrait de coliques de plomb.

Pâle et sans fièvre, les gencives présentaient un liséré noirâtre, signe caractéristique de la présence du plomb dans l'économie.

Les douleurs de ventre étaient atroces, et arrachaient au patient des cris incessants. Ces douleurs étaient accompagnées d'anorexie, d'une constipation opiniâtre, avec rétraction des parois abdominales.

La percussion pratiquée sur la région hépatique accusait une diminution notable du volume normal du foie ; autre signe pathognomonique de l'empoisonnement par le plomb.

Sur le lit même de ses souffrances, le malade prit une sudation qui aussitôt fit cesser les spasmes.

Une douleur sourde persista, et le restant du jour

des éructations se produisirent, annonçant le retour des mouvements péristaltiques de l'intestin.

Le lendemain une seconde sudation fut administrée. Sous l'étuve même le malade urina quatre fois très-abondamment; et quelques heures après, il eut une garde-robe normale.

La douleur disparut complétement; et la nuit suivante, il dormit du sommeil le plus calme.

Le surlendemain une troisième sudation fut donnée par précaution; et aussitôt après le malade se leva.

Depuis lors, aucune réapparition de la souffrance. L'appétit se fit vivement sentir; la physionomie reprit son aspect habituel, la teinte plombique ayant disparu.

Par sa puissante *action antispasmodique* sur le système nervoso-musculaire, la sudation fit disparaître instantanément les spasmes douloureux.

De plus, par son mouvement de dérivation à la peau, elle *en dilata tous les pores* et débarrassa l'économie de l'agent toxique absorbé, sans produire aucun affaiblissement.

Or, les moyens hygiéniques employés jusqu'ici pour prévenir l'affection saturnine sont insuffisants : *aération de l'atelier, lavages fré-quents*.

L'usage de la *limonade sulfurique* est tombée à juste raison en discrédit. Grisolle et Tanquerel ne lui ont reconnu aucune vertu prophylactique ; et de plus, ils ont constaté que cette boisson irritait l'estomac et l'intestin.

Les *bains sulfureux* ont plus d'efficacité, mais il faut les répéter très-fréquemment.

Aussi Becquerel a constaté, dans son *Traité d'hygiène*, que les progrès réalisés, pour prévenir les accidents d'empoisonnement par le plomb chez les ouvriers qui employaient cette substance dangereuse, étaient à peu près nuls.

Eh bien ! nous l'affirmons à nouveau, le moyen que nous préconisons serait sûrement efficace.

Le traitement par la vapeur surchauffée agirait probablement avec la même efficacité dans les cas d'*intoxication par le mercure* ; mais nous n'avons pas encore eu l'occasion de l'expérimenter.

*
* *

La sudation que nous produisons avec nos

appareils serait aussi un excellent moyen hygiénique pour la *femme enceinte ;* elle préviendrait l'albuminurie et l'urémie.

La transpiration se produisant doucement, sans secousse et à basse température, aucun danger d'avortement ne serait à redouter.

Du reste, Chaussier a fait un fréquent usage des bains de vapeur à la Maternité, et il en retirait de précieux avantages.

Non-seulement la sudation par la vapeur surchauffée est, comme nous venons de le prouver, un excellent moyen hygiénique de conserver la santé, mais c'est aussi un moyen efficace de la perfectionner.

Les puissants effets physiologiques qu'elle suscite permettent de modifier la constitution d'une façon aussi profonde que salutaire.

§ V.

La sudation par la vapeur surchauffée est un excellent moyen hygiénique d'assurer la croissance régulière des enfants.

Comme nous l'avons déjà dit, dès l'âge de deux ans, les enfants supportent parfaitement

la sudation provoquée par la vapeur surchauffée.

Le mouvement de dénutrition et de rénutrition est encore plus accentué que chez
l'adulte. Six sudations prises dans l'espace de
quinze jours, par des enfants scrofuleux,
amènent une remarquable amélioration dans
leur état de santé et modifient profondément
leur constitution ; en même temps que la puissance diathésique s'affaiblit, la nutrition se re-
lève.

Comme le dit si justement notre excellent
maître M. Bouchut : « Chez les enfants qui *ne
grandissent pas,* on peut, à moins de circons-
tances héréditaires spéciales, croire à l'existence du rachitisme ou du commencement de
cette affection (1). »

Dans ce cas, par la sudation, toutes les fonctions étant excitées, principalement les fonctions digestives, le mouvement d'assimilation
et de désassimilation se fera dans de meilleures
conditions biologiques.

Or, ce double mouvement qui s'opère au sein

(1) Bouchut, *Traité pratique des maladies des nouveau-nés.*

des éléments de l'organisme de tous les êtres vivants, est une condition essentielle de leur existence et de leur développement régulier.

« Sans cesse détruit, mais sans cesse renaissant, l'organisme ne conserve que sa forme entre ses deux mouvements contraires, dont l'un le régénère à mesure qu'il est anéanti par l'autre. La vie, suivant la belle image de Platon, est un fleuve dont le cours ne s'arrête jamais. Il paraît toujours plein, mais ce ne sont jamais les mêmes eaux qui arrosent deux fois les mêmes bords. » (Gustave Le Bon.) (1).

En même temps, suivant le conseil de l'éminent médecin de l'Enfant-Jésus, nous soumettons les enfants menacés de rachitisme à l'usage du laitage sous toutes ses formes, à l'exclusion de la viande, des légumes et du vin.

Ce traitement est couronné d'un plein succès.

Dans le cas de *croissance exagérée* trop rapide, nous faisons, au contraire, manger aux enfants des viandes rôties et des légumes ; nous

(1) Gustave Le Bon, *La Vie, physiologie humaine appliquée à l'hygiène et à la médecine.*

leur faisons boire également du vin de Bordeaux.

Alors la sudation par la vapeur surchauffée est plus efficace que les courses et les
marches prolongées ; la *fatigue physiologique*
qui en résulte est des plus salutaires.

Associée à la gymnastique, elle est de la plus
haute utilité.

Nous modérons ainsi la croissance dans de
sages limites ; et nous prévenons les maladies
qui sont souvent les conséquences de la croissance exagérée, telles que les affections pulmo-
naires, cardiaques ou paralytiques.

C'est à Paris surtout que la sudation par la
vapeur surchauffée est appelée à rendre de
grands services. Les enfants y naissent et s'y
développent dans de si mauvaises conditions
hygiéniques, qu'on a pu dire justement qu'à la
troisième génération le petit Parisien était le
plus souvent un être dégénéré. Heureusement
que ce cas est l'exception !

CHAPITRE IV

Principales applications thérapeutiques de la vapeur d'eau surchauffée.

Le champ d'application de l'atmothérapie est des plus étendus.

Certaines maladies aiguës, et la plupart des maladies chroniques, peuvent être traitées efficacement par cette nouvelle méthode thérapeutique.

Seules sont exceptées les *maladies organiques avec cachexie*. Et la contre-indication est d'autant plus absolue que la lésion siége dans les organes qui servent à la nutrition.

Il est bien entendu que les moyens atmothérapiques ne font pas obstacle à l'emploi de tout autre agent dont l'expérience a démontré l'efficacité. L'atmothérapie ne sera, nous osons du moins l'espérer, qu'une médication de plus dans l'arsenal de la thérapeutique.

Nous ne repoussons ni les émissions san-
guines, ni les purgatifs, ni les vomitifs; et fréquemment nous usons des médicaments phar-
maceutiques à titre d'*adjuvants*.

La *physiologie pathologique* fait clairement
ressortir tout le mérite thérapeutique de l'atmothérapie. En effet, dans les maladies générales, les produits de dénutrition augmentent
au delà de certaines proportions. Si les émonctoires deviennent insuffisants, la crase du sang
est altérée. Alors les tissus brûlent avec plus
d'intensité qu'à l'état normal, et les résidus de
cette combustion s'accumulent d'abord dans le
sang, et ensuite dans toutes les humeurs excrémentitielles.

En un mot, les liquides sont altérés par les
déchets des solides en voie de dénutrition plus
rapide.

Des analyses précises ont démontré que cette
première modification de la composition du
sang devient une cause directe de nouveaux
troubles fonctionnels.

Quelques-uns de ces troubles sont caracté-
risés par une élimination plus active de pro-

duits excrémentitiels ; ce sont de véritables
crises pathologiques (1).

Comme nous l'avons déjà dit, le sang ne
sera dépuré qu'autant que l'élimination des résidus compensera leur production.

Dans le cas contraire, le sang se vicie de plus
en plus, et les échanges entre les tissus, après
s'être exagérés, s'amoindrissent et cessent :
c'est la mort.

Or, quel plus sûr moyen que celui qui nous
est donné par l'atmothérapie pour influencer le
mouvement d'assimilation et de désassimilation, but final de toute médication !

Dans les *maladies locales*, les troubles restent
souvent limités à un tissu placé à la périphérie
de l'organisme.

Tant que la crase du sang n'est pas modifiée,
la maladie reste localisée.

Grâce à une *douche* qui nous permet d'appliquer la vapeur seulement sur la partie affec-
tée, nous modifions rapidement la nutrition de
cette partie. La caléfaction qui en résulte donne
des résultats surprenants. Parfois, après un

(1) Chalvet, *Des Crises au point de vue de l'humorisme moderne.*

certain nombre de douches, nous avons constaté une réaction générale. Cette réaction provient de l'excès des résidus de la dénutrition locale, jetés dans le torrent circulatoire ; nous associons alors aux douches les sudations générales.

C'est ainsi que nous avons pu attaquer des *arthrites graves* et en triompher d'une façon inespérée.

Du reste, ce mode de traitement avait déjà été essayé d'une façon différente par **J. Guyot**, et couronné également de succès.

Art. I.

Fièvres éruptives.

Dans les fièvres éruptives irrégulières, quel moyen plus propre de favoriser l'éruption des exanthèmes que celui qui nous est fourni par l'atmothérapie !

Cette médication peut convenir à tous les cas de *rougeole*, de *scarlatine*, et de *variole*.

Par la vive stimulation que produit la sudation sur toute la surface cutanée, une réaction générale s'ensuit, et une crise favorable se produit *instantanément*.

Une observation fera mieux comprendre l'efficacité si prompte du traitement atmothérapique.

OBSERVATION II.

Joséphine J..., âgée de six ans, et domiciliée boulevard de Sébastopol, était atteinte de rougeole.

Cette maladie s'était déclarée lentement et par des symptômes généraux fébriles des plus intenses : l'invasion avait duré douze jours.

L'éruption s'était faite d'une façon irrégulière, et avait disparu subitement pour reparaître après cinq jours.

Des troubles généraux graves étaient survenus : délire avec état convulsif, catarrhe bronchique, peau sèche et brûlante, cent trente pulsations, thermomètre à l'aisselle s'élevant à 41°.

Dans cette situation menaçante de rougeole *anormale*, la première sudation, très-bien supportée, amena une amélioration et une détente inespérées.

La peau devint moite, le pouls tomba à quatre-vingt-seize, et le thermomètre descendit à 38°.

Le délire disparut avec les accidents nerveux, et l'état catharral fut notablement amendé.

A deux jours d'intervalle, une seconde sudation assura la convalescence.

La sudation appliquée au traitement des cas graves de scarlatine ou de petite vérole donnerait également des résultats satisfaisants.

Ces fièvres éruptives sont engendrées par un virus fixe, volatil et inoculable. (Bouchut.)

Or, quel sûr désinfectant trouve-t-on dans l'arsenal de la thérapeutique? Aucun. Tandis que, au moyen de la sudation, le sang est activement dépuré par l'émonctoire cutané, le virus est éliminé promptement par les pores bien ouverts de la peau, et la maladie rapidement jugée.

Mais c'est surtout dans le traitement des maladies constitutionnelles et chroniques que l'atmothérapie est toute-puissante.

Nous pouvons faire prendre à nos malades une longue sérié de sudations; et, loin d'être affaiblis, ils accusent généralement une augmentation de forces. C'est cette possibilité de réitérer la sudation qui nous permet d'obtenir des guérisons dans les cas où toutes les autres médications avaient échoué.

Art. II.

Du rhumatisme.

Sous le nom mal défini de rhumatisme, on a confondu plusieurs maladies bien distinctes.

Nous n'admettons pas de *diathèse rhumatismale*, de vice constitutionnel héréditaire ou acquis.

Également, après les recherches de Garrod sur la présence de l'acide urique dans le sang des goutteux, l'identité de la goutte et du rhumatisme nous paraît plus que douteuse. Les goutteux peuvent être atteints de rhumatisme; mais tous les rhumatisants ne sont pas des goutteux.

Les causes du rhumatisme sont surtout des *causes périphériques*. C'est le froid, le froid humide particulièrement, qui préside à son développement et entretient ses effets. (Guéneau de Mussy.)

Le rhumatisme *scarlatin* ne survient-il pas, alors que le corps, mal protégé par la desquamation de l'épiderme, est trop tôt exposé à l'air humide?

Tandis que le froid ne joue dans la goutte qu'un rôle secondaire. Ce qui avant tout provoque cette maladie, ce sont les infractions à l'hygiène en ce qui concerne le régime alimentaire et l'exercice; et, ainsi qu'on l'a dit, le défaut d'équilibre entre la dépense et la recette.

Nous plaçant en dehors de toute idée théorique, sur le terrain de l'observation clinique, nous dirons que, sous l'influence d'un refroidissement plus ou moins prolongé, le rhumatisme sera tantôt *articulaire,* tantôt *musculaire* ou *névralgique.*

Si plus fréquemment la douleur s'établit au niveau des articulations, c'est que les jointures sont peu protégées par les parties molles; les tissus qui les entourent, les protégent mal contre les refroidissements, la graisse et le tissu cellulaire y étant moins abondants.

C'est le plus souvent pendant le sommeil, alors que le corps est en moiteur, qu'a lieu l'*invasion du rhumatisme.* Le sommeil ralentit toutes les fonctions, et par le fait même diminue la résistance de l'économie.

Aussi la plupart des malades atteints de douleurs articulaires, musculaires ou névralgiques, reconnaissent-ils avoir été refroidis en dormant.

Pour nos paysans, le rhumatisme n'est que la conséquence de *sueurs rentrées*. Aussi ne manquent-ils pas de boire des tisanes sudorifiques, et de s'enrouler dans des couvertures de laine, afin de se faire transpirer abondamment.

De tous temps, les affections rhumatismales ont été traitées au moyen de fumigations, de bains de vapeur, alors qu'il y avait *absence de fièvre*. Mais on n'obtenait pas tous les bons effets qu'on était en droit d'espérer. Les conditions physiques et physiologiques dans lesquelles se faisait la transpiration étaient généralement mauvaises.

Pour nous, la fièvre qui accompagne le *rhumatisme articulaire aigu* n'est point une contre-indication ; seulement, nous espaçons les sudations, et nous modérons la température de l'étuve : six à douze sudations nous ont toujours permis d'obtenir une complète guérison ; et jamais nous n'avons eu d'accidents, alors même que le cœur était atteint par la fluxion rhumatismale.

Quand le rhumatisme articulaire aigu passe à l'*état chronique*, il produit le gonflement du tissu fibro-séreux des articulations, et amène des déformations plus ou moins prononcées. Si ces déformations se fixent sur les doigts, le rhumatisme devient ce qu'on appelle *noueux*.

Le rhumatisme chronique nécessite un traitement plus long. Nous réitérons chaque jour la sudation ; nous prolongeons la durée de l'application, et nous élevons la température de l'étuve.

Quelquefois, des accidents aigus, sous l'influence du traitement, viennent s'ajouter aux symptômes anciens. Mais cette *crise* est d'un augure favorable ; elle permet d'affirmer la guérison. Aussi, les malades avertis n'auront-ils pas à s'en effrayer.

Dans les affections rhumatismales, les *récidives* sont fréquentes ; un simple courant d'air peut les occasionner. C'est ce qui avait fait admettre la diathèse rhumatismale. La *sensibilité barométrique* des rhumatisants est devenue proverbiale. (Trousseau.) Elle est mise en jeu par les moindres changements de température et d'état hygrométrique.

Le rhumatisme articulaire est souvent accompagné de *rhumatisme musculaire*. Quand ce dernier existe seul, aux sudations nous adjoignons le massage pendant que le malade n'est plus sous l'influence de la vapeur.

Ce massage pratiqué méthodiquement donne de bons résultats.

Les névralgies rhumatismales, telles que la *sciatique,* le *lumbago,* le *torticolis,* cèdent facilement au traitement atmothérapique.

Si ces accidents résistent à la sudation, il faut douter de leur nature rhumatismale.

La douleur étant limitée au trajet d'un nerf, la douche de vapeur précédée d'une friction à l'essence de térébenthine donne d'excellents résultats. Si la névralgie est rebelle, nous recourons à un liniment composé de teinture d'aconit, de teinture de belladone, etc. La douleur change d'abord de place, puis diminue et finit par disparaître.

Dans le cours d'une blennorrhagie, il survient quelquefois un gonflement articulaire des plus douloureux. Un élément morbide différent entre alors en jeu. En effet, la suppuration s'établit le plus souvent ; ce qui n'arrive jamais dans les cas de rhumatismes articulaires. Ce *rhumatisme blennorrhagique* est des plus tenaces; pour en triompher, un grand nombre de sudations est nécessaire et indispensable.

Si nous résumons les effets thérapeutiques du traitement du rhumatisme par l'atmothérapie, nous constatons l'*action sédative* si rapide de la sudation. La vapeur d'eau surchauffée, grâce à sa température et à son état de désaturation, dilate les tissus enflammés, et partant, diminue la compression douloureuse.

En même temps a lieu une puissante *dérivation* à la peau qui rétablit l'harmonie des fonctions.

De plus, la *caléfaction* produite sur toutes les parties du corps active la dénutrition des épanchements synoviaux, et jette dans le torrent circulatoire l'excès des résidus.

ART. III.

De la goutte.

Au moyen âge, alors que les théories de l'humorisme étaient toutes-puissantes, l'*arthritie* fut attribuée au dépôt d'une humeur âcre qui s'infiltrait goutte à goutte dans la trame des tissus.

Le mot *goutte*, tout en désignant la cause, fut bientôt employé pour désigner l'effet.

Ce n'est qu'à partir des travaux si remarquables de Garrod que cette affection fut sérieusement étudiée. En effet, c'est Garrod qui, le premier, constata la présence de *l'acide urique* dans le sang des goutteux.

Les savantes leçons du professeur Charcot sur la goutte et le rhumatisme articulaire chronique ont élucidé ces questions pathologiques si complexes.

Pour le professeur Jaccoud, « la goutte est une maladie constitutionnelle, caractérisée par une dyscrasie urique, et par des attaques de fluxions articulaires spécifiques, susceptibles de métastase et de compensation. »

La goutte est certainement héréditaire; c'est aujourd'hui un fait bien acquis.

Toute cause qui exagérera *la production de l'acide urique* et toute cause qui empêchera *l'excrétion* de ce produit peut engendrer la goutte.

Aussi cette affection épargne-t-elle le robuste paysan, tandis qu'elle attaque le gros propriétaire. Elle se développe rarement chez le chasseur athlétique mais actif, tandis qu'elle germe dans le sang et qu'elle se jette sur les articulations du viveur épuisé. (Gairdner.)

Le *trouble* des *fonctions digestives* produit également la goutte. « S'il est en dehors de l'hérédité, dit le professeur Lasègue, une cause déterminante de la goutte, c'est certainement dans le trouble des fonctions digestives qu'il faut la chercher, parce que c'est là qu'on trouvera les raisons de la surabondance d'acide urique dans l'économie. »

Les *travaux intellectuels,* les *émotions morales* génèrent aussi la goutte. D'illustres penseurs, de grands savants sont morts victimes d'accidents goutteux.

L'excès des plaisirs vénériens produit, dit-on, la goutte. Si le fait est indéniable, nous dirons avec le professeur Charcot que c'est probablement au concours de l'ivresse des festins qu'il faut attribuer le rôle principal. Il y a déjà longtemps que Van Swieten avait dit : *Unde Bacchi Venerisque filia salutatur a poetis podagra.*

Toutefois, il faut admettre une prédisposition individuelle et toute particulière, puisque parmi plusieurs individus ayant une hygiène vicieuse et commettant les mêmes excès, un seul pourra être atteint de la goutte. C'est cette prédisposition que l'on a appelée *diathèse goutteuse*.

Quelques annotaticns chimiques sur l'acide urique nous ont paru devoir faciliter la compréhension des problèmes si ardus de l'affection goutteuse.

L'acide urique n'a pas été obtenu artificiellement jusqu'à présent ; cet acide se rencontre à l'état libre ou combiné dans les excréments des oiseaux, des serpents et des insectes, et aussi dans l'urine de l'homme et des carnivores.

Il constitue certains calculs vésicaux.

Il existe en très-petite quantité dans la plupart des tissus et liquides de l'économie.

D'après Robin, il n'y a pas d'acide urique libre dans le sang ; ce liquide ne contient que des urates fournis par la désassimilation des tissus fibreux et lamineux.

Les tissus musculaires fournissent l'urée.

Dans l'urine de l'homme, on trouve l'acide urique dans la proportion de $0^{gr},6$ par litre, à l'état normal ; mais dans les phlegmasies, cette proportion peut monter jusqu'à $1^{m},70$. Il n'est pas libre, mais à l'état d'urate acide de soude, attendu que l'acide urique décompose le phosphate neutre de soude existant à

l'état normal dans l'économie et le change en phosphate acide ; ce sont ces deux sels qui communiquent
à l'urine la réaction acide.

Les urates se déposent pendant que l'urine refroi-
dit, en entraînant une matière colorante rouge.

L'acide urique est très-peu soluble ; une partie se
dissout dans 15,000 parties d'eau froide et 1,800 d'eau
bouillante.

L'alcool et l'éther ne le dissolvent pas.

Les urates acides sont également très-peu solubles,
et particulièrement l'urate de soude ; les sels neutres
sont beaucoup plus solubles. (Berthelot.)

Dans l'immense majorité des cas, la première
attaque porte sur le gros orteil d'un seul pied ;
rarement les deux sont pris à la fois.

Que l'on nous permette, au sujet de ce fait
pathologique, d'émettre une interprétation théorique. N'est-il pas probable qu'en vertu des lois
de la pesanteur et du mécanisme de la circulation, les urates sont abandonnés tout d'abord
en plus grande quantité aux extrémités des
membres inférieurs ? L'accumulation amène, à
un moment donné, l'explosion de douleurs articulaires.

Il serait intéressant de rechercher si l'orteil

du pied gauche est atteint plus fréquemment
que celui du pied droit. Si la statistique établis-
sait la fréquence plus grande à gauche, comme
le trajet veineux y est sensiblement plus long,
notre supposition hypothétique serait justifiée.

La goutte constitue une prédisposition puissante à toutes les maladies *à frigore*, c'est-à-
dire aux maladies qui se développent sous l'influence d'une soustraction de calorique.

Guéneau de Mussy, l'éminent clinicien de
l'Hôtel-Dieu, admet que la diathèse goutteuse,
avant sa complète évolution, est une prédisposition très-active au rhumatisme.

Pour nous, cette susceptibilité rhumatismale
est due aux troubles circulatoires que Gendrin
avait signalés depuis longtemps comme symptômes prodromiques des manifestations de la
goutte. En effet, le système veineux est très-
congestionné, et il survient des varices.

Trousseau considérait les hémorrhoïdes
comme une manière d'être de *la goutte larvée*.

Cet état des vaisseaux amène une diaphorèse
caractérisée par des sueurs acides. Or, comme
nous l'avons établi, le corps étant en moiteur

et la circulation ralentie, le moindre refroidissement produira du rhumatisme.

C'est en Angleterre, et à Londres principalement, qu'on trouve le plus de goutteux; on les rencontre moins nombreux dans quelques autres pays.

La goutte disparaît presque complétement dans les pays chauds ; et c'est parce que, à notre avis, la transpiration s'y fait d'une manière plus régulière, et qu'on y consomme moins d'aliments gras et azotés et aussi moins de boissons fermentées.

§ I.

Traitement de l'attaque de goutte aiguë.

Nous basant sur ce que, au sortir d'une attaque de goutte aiguë, une diminution très-prononcée de la proportion d'acide urique du sang a été observée chez plusieurs malades (Garrod), nous pourrions répéter, après Cullen : « *patience et flanelle.* »

Mais, pour faire prendre patience aux goutteux, il est indispensable de calmer les douleurs souvent atroces qu'ils endurent.

Plus sûrement qu'avec les cataplasmes, les liniments ou pommades sédatives, nous enlevons la douleur *au moyen de la douche*. Et suivant que cette application locale de la vapeur se fait plus ou moins près de l'articulation atteinte, la douche est *émolliente* ou *révulsive*.

Dans l'attaque aiguë de la goutte, nous ne donnons que des douches émollientes. En quelques minutes, les douleurs si vives du gros arteil se calment. La chaleur que distribue également notre vapeur surchauffée dilate les tissus phlogosés, et par là même diminue la compression.

Aussitôt après, nous enveloppons la partie malade avec de la ouate et du taffetas gommé.

Nous ne recourons habituellement aux sudations générales que lorsque la fièvre a cédé. Mais en même temps, nous ne manquons pas de faire prendre aux malades des pilules à base d'extrait de semences de colchique, parce que le colchique calme assez rapidement les douleurs des goutteux.

Associé au sulfate de quinine et à l'extrait de

digitale, Trousseau le préconisait et l'adminis-
trait sous la forme pilulaire suivante :

R. Sulfate de quinine.... ...... 1 gr. 50
Extrait de digitale............... » gr. 25
Extrait de semences de colchique . » gr. 50
Pour 10 pilules.

Aussi ce médicament est-il la base des remè-
des secrets préconisés contre le rhumatisme et
la goutte : tels sont les pilules Lartigue, la li-
queur de Laville, le vin d'Auduran, etc.

Mais l'usage prolongé des préparations de
colchique est d'un effet désastreux pour l'estomac et l'intestin ; aussi déconseillons-nous éner-
giquement cette médication.

Pendant la crise, le goutteux sera soumis à
une diète sévère, à la diète lactée de préférence.
De cette façon, en même temps que par la
coction des humeurs, comme disait Hippocrate,
il se fera une élimination active, par les différents émonctoires, de l'acide urique qui se
trouve dans le sang, la production d'une nouvelle quantité d'acide urique n'aura point lieu.

§ II.

Traitement de la goutte confirmée.

Une fois la goutte bien déclarée, nous faisons suivre à nos malades un traitement tout différent.

Chaque jour, nous leur faisons prendre une sudation d'une durée d'environ vingt – cinq à trente minutes; ces sudations, nous les continuons plusieurs semaines, voire même plusieurs mois; et, loin d'être affaiblis, les patients accusent généralement une augmentation de forces. Parce qu'en même temps que l'état maladif s'améliore, toutes les fonctions, et principalement les fonctions digestives, sont suractivées.

Aussi faisons-nous facilement disparaître les *désordres articulaires* qui survivent aux attaques de goutte.

Quant aux *manifestations cutanées*, elles s'éteignent rapidement. La goutte a ses *arthritides* tout comme la vérole a ses syphilides : tant il est vrai que toutes les infections ou altérations de la crase sanguine ont une tendance à se juger par la peau.

Mais sous l'influence du traitement atmothérapique, il survient plusieurs *crises*. Ces crises ne sont que le résultat de la résolution des concrétions articulaires et cutanées, de l'excès de dénutrition jeté dans le torrent circulatoire. Elles sont d'un heureux augure, et à la troisième crise, nous pouvons presque à coup sûr assurer la guérison.

Du reste, ces crises ne durent qu'un jour ou deux.

Une observation fera mieux saisir toute l'efficacité de notre traitement :

OBSERVATION III

M. S..., âgé de quarante-deux ans, principal d'un collége de province, était tourmenté de la goutte depuis environ cinq ans.

Pas d'antécédents héréditaires ; un état dyspeptique et des contrariétés morales paraissent être la cause déterminante de cette affection.

L'abus des pilules de colchique, qui seules calmaient ses douleurs, avait gravement compromis ses fonctions digestives. Aussitôt après les repas, il était pris de diarrhée. Son état général était devenu inquiétant ; maigre, toujours souffrant, son caractère était devenu irascible.

L'analyse des urines avait fait constater la présence de l'albumine.

De nombreuses concrétions sous-cutanées et articulaires s'étaient formées ; sous les coudes, ces *tophus* atteignaient la grosseur d'une noix.

Nous le soumîmes au traitement atmothérapique au mois de septembre dernier.

Dès les premières sudations, les accidents intestinaux disparurent, et, en moins de huit jours, il se produisit une notable amélioration dans l'état général.

Déjà nous pûmes constater la dissociation des concrétions cutanées et remarquer chaque jour un fait bien curieux : *le cheminement des urates à travers la trame des tissus de la peau* et *leur émergence au dehors.*

Rentré dans son collége au mois d'octobre, chaque semaine, il prit régulièrement trois ou quatre sudations.

Deux crises se sont déjà produites et n'ont duré que deux ou trois jours. Mais l'état de santé général est allé en s'améliorant ; les fonctions digestives sont d'une parfaite régularité ; le sommeil, qui avait disparu, est complétement revenu. La gaieté a reparu, et aussi un tic nerveux facial qui existait avant les premières manifestations de la goutte.

M. S... jouit actuellement d'une santé parfaite, et nous avons toute confiance dans une guérison radicale.

Par le fait de la sudation, les pores de la peau sont bien réellement ouverts.

Du reste, la diminution de la transpiration avait été déjà regardée comme une cause déterminante de la goutte par Sanctorius et Dodart.

« La peau, comme on le sait, est un des plus importants émonctoires des matières azotées. La suppression passagère des fonctions de cet organe entraîne la rétention dans le sang des matériaux azotés qu'il devait éliminer; et, par suite, ces matériaux en excès sont incomplétement brûlés, d'où production d'acide urique. » (Jaccoud-Fernet.)

Grâce à son puissant mouvement d'expansion et de dérivation à la peau, la sudation élimine du sang les urates.

Les sueurs d'un goutteux que nous traitions laissaient un sédiment solide qui contenait une grande quantité d'urates.

De plus, toutes les fonctions sont vivement stimulées, les émonctoires fonctionnent plus activement, et l'assimilation se fait alors d'une façon suffisante pour empêcher la production d'une nouvelle quantité d'acide urique.

Loin d'astreindre le goutteux pendant la durée du traitement à un régime sévère, nous lui permettons les viandes rouges, le vin blanc de Bordeaux ou les bières anglaises très-légères.

Nous lui faisons prendre des solutions de bicarbonate de soude, ou de préférence des sels de lithine.

Ou bien encore, nous lui donnons chaque jour une ou deux cuillerées à soupe du sirop suivant :

R. Sirop de saponaire............ 500 gr.
Bicarbonate de soude............. 15 gr.
Arséniate de soude............... 0 gr. 10
    Mêlez.

Nous ne manquons pas, suivant l'état saburral de la langue, d'administrer de légers purgatifs, de préférence 30 gr. d'huile de ricin.

§ III.

Goutte anormale.

Dans la goutte anormale nous exagérons l'effet révulsif de la sudation, en mettant dans l'eau de la chaudière une cuillerée à soupe d'alcool camphré. Nous provoquons ainsi *une explosion de goutte articulaire,* et des plus rapidement.

OBSERVATION IV

Dans un cas de rhumathisme goutteux suraigu, chez une femme du passage du Grand-Cerf, alors que les premières vertèbres cervicales étaient phlogosées, des accidents cérébraux graves se manifestèrent : délire avec tendance à la syncope, rougeurs intermittentes du visage, grincements de dents, etc.

Dans cette situation si alarmante, nous fîmes donner le même jour deux douches sur les pieds, d'une durée chacune d'environ une heure.

La douche, tenue très-proche des pieds, produisit un *effet révulsif* tel qu'il amena une violente explosion de goutte dans ces articulations.

Aussi, le lendemain, toute crainte de méningite avait disparu.

En nous résumant, nous dirons que, dans le traitement atmothérapique de la goutte, nous obtenons les effets thérapeutiques suivants :

Dans l'attaque de goutte aiguë, *l'action sédative de la douche* calme instantanément les douleurs si vives du gros orteil.

Dans la goutte confirmée, la sudation détermine *l'élimination des urates* par les différents émonctoires, principalement par la peau.

De plus, en rétablissant l'harmonie des fonctions, elle assure *l'assimilation complète des matières alimentaires azotées*, et prévient ainsi une nouvelle altération du sang par l'acide urique.

Enfin, dans la goutte anormale, la *sudation révulsive* amène presque instantanément une *explosion de goutte articulaire* et met le malade à l'abri d'accidents goutteux plus graves.

ART. IV.

De l'obésité.

L'obésité est constituée par l'exagération de l'embonpoint, par l'hyperthropie du tissu adipeux. (D'Heilly.)

. . C'est plutôt une infirmité qu'une maladie; et, cependant, quand l'obésité est très-développée, elle peut provoquer de graves accidents.

Les obèses sont généralement lourds et paresseux; aussi sont-ils le plus souvent incapables de se livrer à un travail qui demande des efforts de quelque durée.

Menacés de mort subite, les obèses ne vivent pas longtemps.

Les femmes obèses, même jeunes, sont peu réglées et communément stériles. (D'Heilly).

L'obésité est le plus souvent héréditaire; mais l'alimentation composée de corps gras et de subtances hydro-carbonées, ainsi que l'abus des boissons, principalement de la bière, amènent cette infirmité.

Evidemment, le traitement sera tout d'abord hygiénique. La diète des boissons, l'exclusion des corps gras et des aliments hydro-carbonés diminueront l'apport des matériaux de réserve.

Pour faciliter *l'élimination de la réserve adipeuse*, aucun moyen n'est plus certain que les sudations par la vapeur surchauffée.

OBSERVATION V

Auguste T..., opticien, âgé de vingt-six ans et demeurant rue aux Ours, était atteint d'une obésité
abdominale telle qu'il ne pouvait plus se chausser
lui-même.

En même temps, il ressentait des douleurs dans les
genoux; ce qui n'a rien de surprenant, depuis que
Bouchard a démontré la connexité de l'arthritis et
de l'obésité.

Ce jeune homme pesait 170 livres; après dix-huit
sudations, prises dans l'espace d'un mois, il ne pesait plus que 167 livres; le ventre était tombé et les
douleurs articulaires des genoux avaient disparu. Il
lui fallut diminuer tous ses gilets et tous ses pan-
talons.

Depuis plus d'un an que nous lui avons fait subir
ce traitement, aucune tendance à l'obésité ne s'est
manifestée, et il est resté ingambe et dispos.

Comme nous l'avons déjà établi, la sudation
est un moyen prophylactique de l'obésité; elle
est également un puissant moyen curatif de
cette infirmité, et l'observation précédente le
démontre d'une façon péremptoire.

ART. V.

Des dartres.

Dans le langage médical, on continue à désigner, sous la qualification générale de *dartres* et de maladies dartreuses, certaines affections cutanées rebelles, réputées héréditaires, et dépendantes d'un vice constitutionnel.

Le professeur Hardy les considère « comme appartenant à la classe particulière des dartres, des affections non contagieuses de la peau, constituées par des lésions élémentaires diverses, tendant à s'étendre au delà de leur siége primitif, affectant habituellement une marche chronique, disposées aux récidives, s'accompagnant le plus ordinairement d'une sensation de cuisson ou de prurit, disparaissant sans laisser de cicatrices, et se développant fréquemment sous l'influence de l'hérédité. »

Les affections dartreuses se montrent avec tous les tempéraments, avec toutes les constitutions, aussi bien chez les gens gras que chez les gens maigres. (Hardy.)

L'éruption cutanée peut s'étendre aux muqueuses, d'où les *angines granuleuses*, les *bronchites*, l'*asthme*.

Les femmes dartreuses sont souvent atteintes de *leucorrhée* et d'*ulcérations superficielles du col utérin*.

Chez l'homme, on a pu admettre une *blennorrhagie dartreuse*, puisque cet accident récidivait sans contact virulent.

Si les dartreux sont souvent *rhumatisants*, c'est que, à notre avis, l'épiderme de leur peau étant le plus ordinairement en mauvais état, ils sont mal garantis du froid, et partant plus sujets aux refroidissements. N'est-ce pas la même cause qui détermine le rhumatisme chez les scarlatineux, alors qu'ils s'exposent trop tôt à un air froid et humide?

Bazin et Hardy admettent tous deux que le cancer se rencontre fréquemment chez des personnes qui ont eu antérieurement des éruptions dartreuses.

. Existe-t-il réellement une *diathèse dartreuse*, une maladie constitutionnelle spéciale? Il faut bien l'admettre, pour se rendre compte des récidives, de la transmission héréditaire et des complications de ce genre d'affections.

Ces considérations établies, nous dirons tout d'abord qu'il n'y a pas de véritable médication antidartreuse.

Nos sudations remplissent parfaitement l'indication des applications émollientes, des bains d'eau tiède, ou de vapeur humide pour calmer les phénomènes inflammatoires qui accompagnent certaines éruptions, et aussi pour faire disparaître les démangeaisons.

Du reste, l'enveloppement de la partie avec de la toile vulcanisée ne donne des résultats si favorables que parce que cette toile *imperméable* provoque la transpiration.

Dans les éruptions dartreuses, il n'y a que les parties superficielles de la peau qui sont atteintes, principalement l'épiderme, et quelques parties de l'appareil sudoripare. Or, comme nous l'avons démontré, par le seul fait de la sudation, les vieilles cellules épidermiques sont rapidement éliminées, et la reproduction cellulaire est vivement suractivée. En effet, c'est aux dépens du liquide exhalé par les capillaires du derme que se forment les cellules profondes de l'épiderme. Dans le liquide épanché à sa surface naissent des noyaux qui s'entourent bientôt d'une membrane, et constituent ainsi une cellule. Et par le mouvement d'expansion résultant de la sudation, l'exhalation de ce liquide est favorisée. Aussi guérissons-nous très-promptement les lésions locales, suite d'éruptions dartreuses.

Nous triomphons facilement des complications qui se manifestent du côté de la muqueuse des voies respiratoires, telles que la *bronchite* et l'*asthme*. Et, en effet, quel plus puissant révulsif que la dérivation active que la sudation amène à la peau !

Nous épuisons également les écoulements souvent si tenaces, liés à l'état herpétique, tels que la *leucorrhée* et la *blennorrhagie*.

Quant à prévenir les *récidives*, ni le temps ni l'expérience ne sont suffisants pour nous permettre de nous prononcer en parfaite connaissance de cause.

Mais nous pouvons affirmer que, grâce à la profonde modification que nous faisons subir à l'économie tout entière, nous enrayons non-seulement la marche de la maladie, mais que surtout nous prévenons les perversions de nutrition irremédiables, telles que celles qui amènent le cancer.

Que deux fois par année les dartreux prennent une série de sudations, et tout danger d'accidents graves par le fait de la diathèse herpétique sera conjuré.

Nous avons renoncé à faire, pendant la sudation, des frictions sur le corps avec un soluté de sulfure de potasse ou de teinture d'iode iodurée, parce que le plus souvent ces applications ne faisaient qu'irriter davantage les parties lésées.

A l'intérieur, nous administrons un sirop de saponaire alcalin ou arsenical.

Nous ne manquons pas également de donner quelques légers purgatifs, tels que l'eau de Birmensdorff, et enfin de tracer une diététique spéciale.

ART. VI.

De la syphilis.

D'après la définition de Ricord, la syphilis est une maladie contagieuse, virulente, diathésique, se manifestant par des lésions primitives, secondaires et tertiaires.

Dans sa marche et dans ses principales manifestations, cette affection est des plus irrégulières et des plus bizarres. « Comme l'homme qu'elle atteint, la syphilis semble devoir toujours être une grande et permanente énigme. » (Follin.)

Suivant le mode d'évolution de toutes les *infections*, la syphilis se juge par la peau.

Mais si les manifestations périphériques des deux premières périodes disparaissent spontanément, et sans grand dommage pour l'économie, les *lésions viscérales* sont toujours suivies de désordres graves, et compromettent l'existence.

Le traitement dit *spécifique* est-il absolument efficace? Prévient-il les récidives? Aujourd'hui aucun praticien n'oserait affirmer que le mercure guérit à coup sûr la vérole.

Aussi, aux préparations mercurielles, aux préparations iodées, associe-t-on les dépuratifs et les sudorifiques.

Or, comme nous l'avons bien établi, aucun médicament réputé sudorifique ne peut entrer on parallèle avec nos moyens atmothérapiques.

Certes nous ne repoussons pas la médication spécifique, nous savons que dans la plupart des cas elle améliore rapidement les symptômes syphilitiques. Mais, nous le répétons, cette médication est insuffisante, quelquefois infidèle, et non sans danger.

Nous sommes d'autant plus à l'aise pour recourir à l'emploi des formules consacrées par l'expérience, que notre méthode nous garantit de tout accident hydrargyrique. Tout en améliorant l'état maladif, nous ne craignons nullement d'altérer l'économie, puisque l'atmothérapie triomphe facilement des empoisonnements par le mercure, par le plomb, etc.

Pour désinfecter un individu atteint de syphilis constitutionnelle, nous lui faisons suivre un long traitement, *d'une durée de plusieurs mois*.

Chaque jour, nous lui faisons prendre une sudation ; et nous n'accordons de repos qu'autant qu'il se déclare un état saburral que nous jugeons par un purgatif.

La durée des applications est d'environ 25 à 30 minutes ; et pendant que le malade transpire abondamment, nous lui faisons boire des tisanes froides de salsepareille, de pensée sauvage, etc.

En moins d'une semaine, nous obtenons une notable amélioration dans l'ensemble des différents symptômes maladifs. Les *syphilides* les plus tenaces guérissent en moins d'un mois. Sous l'influence de ce traitement énergique, survient quelquefois une crise, se traduisant par des éruptions de furoncles, et même par l'apparition d'abcès. Cette crise est d'une augure des plus favorables, et elle permet d'affirmer la guérison radicale.

Les sudations ne seront pas brusquement interrompues; mais on les espacera progressivement.

Et nous le répétons, nous n'affaiblissons pas le patient; car en même temps que nous le désinfectons, nous suractivons toutes les fonctions, et principalement les fonctions digestives.

Le mercure et l'iode, tout comme le virus syphilitique, pervertissent la nutrition des éléments anatomiques avant de les détruire. Le professeur Germain Sée a parfaitement exposé ce processus pathologique dans son brillant enseignement de *thérapeutique expérimentale.*

Par la sudation, nous accélérons rapidement la rénovation de ces mêmes éléments ; nous les rajeunissons, en ne leur laissant pas le temps de vieillir.

La physiologie nous apprend que l'homme arrivé à 70 ans s'est renouvelé plus de huit cents fois. (Gustave Le Bon.)

Or, si l'on pouvait fixer dans l'espace tous les éléments qui ont fait partie de ses organes, et leur restituer leurs formes, on aurait devant les yeux les spectres d'une longue série d'êtres successivement animés par lui. Eh bien ! un de ces spectres provenant d'un individu qui aurait été sous puissance vénérienne diathésique, serait formé entièrement des éléments contaminés par le virus, l'élimination s'en étant faite rapidement et presque simultanément par notre procédé atmothérapique. Et si nous forcions l'image, nous oserions dire que ce spectre est un *spectre syphilitique.*

En résumé, par la sudation, nous *récorporons* le syphilitique, en éliminant vivement les

éléments anatomiques lésés ou non, et en sub-
stituant des éléments entièrement nouveaux et
indemnes de toute influence morbide.

ART. VII.

De la scrofule chez les enfants.

D'après la définition de Bouchut, « la scrofule est une diathèse donnant lieu à de fréquentes inflammations, subaiguës ou chroniques, muqueuses, cutanées, glandulaires et
viscérales, quelquefois suivies de tuberculisa-
tions (1). »

L'évolution de cette diathèse est assez régulière pour pouvoir la distinguer en trois périodes, d'où une scrofule *primitive, secondaire*
et *tertiaire.*

La première période n'est que la disposition
constitutionnelle scrofuleuse ; elle est obscure
et peut durer longtemps sous cette forme.

La scrofule secondaire se manifeste par l'apparition sur la peau des scrofulides et par dif-

____

(1) Bouchut, *Traité pratique des maladies des nouveau-nés.*

férents accidents du côté des muqueuses, des glandes et des os.

La scrofule tertiaire est caractérisée par la *formation de tubercules* dans les parties profondément affectées de scrofule secondaire. (Bouchut.)

Partageant en tous points l'opinion de l'éminent médecin de l'Enfant-Jésus, nous répéterons avec lui que la scrofule « est un vice humoral, une *diathèse*, c'est-à-dire une disposition générale en vertu de laquelle toutes les lésions qui se produisent sur un sujet, ont des caractères analogues dépendant du même principe. »

La nature de la scrofule étant ainsi comprise, le traitement atmothérapique est tout indiqué, mais seulement pendant les deux premières périodes.

L'observation d'une jeune malade, traitée par l'atmothérapie, fera clairement ressortir tous les avantages de cette médication.

OBSERVATION VI.

Blanche B..., âgée de 9 ans, demeurant rue Thévenot, était depuis plusieurs mois atteinte d'accidents scrofuleux secondaires multiples : *impétigo* et *eczéma* du cuir chevelu, *coryza* ayant amené le grossissement de la lèvre supérieure, *hypertrophie des amygdales* gênant la respiration ; *poitrine grasse* avec abondante expectoration de mucosités ; *adénites cervicales* nombreuses. L'état de santé général était loin d'être satisfaisant ; apathie profonde, sommeil agité, appétit languissant, digestions pénibles, diarrhée presque continuelle.

Dans cette situation inquiétante et qui se prolongeait malgré un traitement interne, antiscrofuleux, six sudations prises en quinze jours produisirent une rapide et surprenante amélioration.

En moins de huit jours, plus de gourmes du cuir chevelu, disparition du coryza et diminution sensible des glandes du cou.

Également, l'esprit redevint enjoué, le sommeil calme, l'appétit vif et les digestions parfaites, la diarrhée ayant cessé.

Seulement, avant d'appliquer la vapeur sur le corps de la petite malade, nous faisions faire des frictions sur la partie interne des cuisses, soit avec une solution concentrée de sulfure de potasse, soit avec une solution de teinture d'iode iodurée.

L'absorption, pendant la sudation, se faisait en quelques minutes; et on n'apercevait pas trace du médicament.

Après la deuxième sudation, nous donnâmes un léger purgatif, 15 grammes d'huile de ricin, afin de juger un état saburral qui était survenu.

Depuis lors, l'amélioration a été en progressant; et aujourd'hui, après un an, l'état de santé de la jeune Blanche est des plus prospères.

La scrofule se juge donc par la peau, tout comme la syphilis.

Aussi par les sudations, tout en guérissant les accidents cutanés et autres, nous enrayons le développement de la diathèse, et nous modifions profondément cette même diathèse en dépurant le sang, et en rénovant les éléments de tout l'organisme.

Le traitement de la scrofule par la vapeur d'eau surchauffée, provoquant la sudation, a une vertu curative autrement efficace que *l'attouchement des écrouelles*, pratiqué jadis par nos rois.

**

Nous avons également traité par la sudation, et avec succès, des enfants atteints *d'accidents choréiques, épileptiformes*, etc. Comme nous l'avons démontré, la sudation a une action antispasmodique des plus marquées sur le système nervoso-musculaire.

De plus, comme nous l'établirons plus tard, en influençant la circulation des centres nerveux et de la moelle épinière, elle exalte ou déprime leurs pouvoirs moteurs et sensitifs, d'où ses bons effets thérapeutiques.

Nous sommes heureux d'avoir, le premier, appliqué la sudation par la vapeur d'eau au traitement de certaines maladies constitutionnelles de la seconde enfance. Les succès cliniques obtenus nous permettent d'affirmer hautement que, grâce à notre procédé, nous pouvons modifier une constitution mauvaise de la façon la plus salutaire.

Art. VIII.

Accidents de l'âge critique.

Des troubles plus ou moins graves de la santé apparaissent souvent chez la femme au moment de la disparition des règles.

Tantôt il survient des *hémorrhagies utérines* excessives, dues probablement à l'atonie de la matrice, qui reste molle.

Par suite de l'état anémique qui s'en suit, la femme pâlit, éprouve des palpitations, et ressent une grande faiblesse dans tous les membres.

Ces hémorrhagies peuvent durer un an ou deux.

Mais le danger de ces congestions utérines, c'est de favoriser le développement d'une métrite chronique, ou, chose plus grave, l'évolution d'un cancer de la matrice.

D'autres fois, alors qu'il n'y a pas de pertes, il s'établit une *pléthore,* caractérisée par des chaleurs au visage, des étouffements, et un sentiment de plénitude désagréable dans le bas-ventre.

Enfin, certaines maladies de la jeunesse,

principalement des éruptions cutanées, qui avaient disparu à l'apparition des règles, reparaissent lors de leur cessation.

Dans cette situation maladive, la pratique de l'atmothérapie est des plus salutaires.

En cas de pertes, par la sudation nous enrayons les troubles circulatoires, en suractivant la circulation périphérique, et par là même nous favorisons la décongestion des organes viscéraux.

Par le puissant mouvement d'élimination que nous provoquons, nous réduisons les engorgements, et nous jugeons l'état pléthorique.

Par l'action antispasmodique de la sudation, nous calmons l'état vaporeux si pénible, entretenu par la surexcitation nerveuse.

Enfin, grâce à notre traitement, nous atténuons le choc brutal du *retour d'âge,* qui est aussi le départ de tant et de si chères illusions.

Nous empêchons la femme de vieillir, dans la vraie acception du mot, puisque, si nous forçons le renouvellement des tissus, les organes qu'ils constituent, continuent à fonctionner, et la personnalité de l'être reste toujours en pleine activité.

Art. IX.

Maladies des femmes. — Troubles généraux consécutifs.

Sous l'influence de la plupart des maladies chroniques de l'utérus, l'appareil digestif et le système nerveux sont profondément troublés.

La femme se plaint constamment d'un état de lassitude, d'une douleur à l'épigastre, et qui s'étend entre les deux épaules.

Elle ressent des tiraillements pénibles dans l'estomac, des palpitations de cœur; et, à la moindre marche, elle est tout essoufflée.

Les instincts deviennent bizarres.

Les traits du visage s'altèrent d'une façon caractéristique; ils ont une expression de souffrance particulière. Le regard est languissant, et la physionomie sans expression. Le teint est pâle et quelquefois terreux. Les chairs sont molles et flasques, et le corps souvent incliné est en avant, la tête fléchie, comme si les divers segments étaient affaissés les uns sur les autres. (Courty.)

Quelquefois, au lieu d'amaigrissement, il survient un embonpoint de mauvais aloi ; la femme paraît boursouflée.

Le moral est tout aussi déprimé que le physique ; broyer du noir devient une habitude. Et malheur à l'entourage de la malade ! il est forcément la victime de cet état de souffrance.

Il faut donc de toute nécessité, alors que les organes génitaux sont dans un état à peu près satisfaisant, relever le ton de l'économie, et régulariser l'innervation au moyen des différents reconstituants.

Eh bien ! le plus puissant moyen que nous ayons employé depuis plusieurs années, et toujours avec succès, c'est notre moyen atmothérapique.

Par la puissante dérivation que la sudation amène sur toute la surface cutanée, elle décongestionne les organes internes, et favorise la résolution des *engorgements de matrice,* engorgements généralement si tenaces.

Les douleurs d'estomac, les palpitations de cœur et l'oppression, symptômes dus souvent à un *état congestif du foie,* lequel état existe dans plus de la moitié des affections chroniques de l'utérus (Aran), disparaissent progressivement. Les digestions deviennent plus faciles, et les garde-robes régulières.

Aussi, sous l'influence de notre traitement, l'économie tout entière ne tarde-t-elle pas à être restaurée.

La physionomie change d'expression; le regard, de langoureux qu'il était, redevient plus vif et le teint s'éclaircit. Les taches grisâtres qui formaient comme un masque, s'éteignent et finissent par disparaître.

Alors la femme, débarrassée de ses douleurs et de ses tourments, redevient gaie; elle se sent renaître à la vie. Et de nouveau, elle peut vaquer librement à ses occupations, et goûter toutes les joies de la famille.

Nous n'oublions jamais de bien nous rendre compte s'il n'existe pas de hernie crurale ou inguinale, ou encore de hernie graisseuse de la ligne blanche, et d'y remédier tout d'abord au moyen d'appareils contentifs appropriés.

OBSERVATION VII

Nous fûmes appelé à donner nos soins, en novembre dernier, à une princesse russe, Mme Nathalie K..., femme d'une grande élévation d'esprit et d'un caractère des plus sympathiques.

Sa vie avait été un long martyre ; elle avait passé la plus grande partie de son existence étendue sur une chaise longue.

Nous constatâmes un engorgement utérin avec antéversion très-marquée.

Ce déplacement était compliqué d'une hernie épiploïque inguinale gauche, et aussi d'une hernie de la ligne blanche au-dessous de l'ombilic, et d'une étendue d'au moins 4 à 5 centimètres. Nous remédiâmes tout aussitôt à ces accidents au moyen d'une ceinture abdominale munie de pelotes appropriées.

Agée de quarante-neuf ans, elle était encore bien réglée et n'avait pas de pertes blanches.

Mais l'état général était très-ebranlé. Une dyspepsie des plus pénibles rendait le travail de la digestion excessivement long et entretenait une constipation des plus opiniâtres.

La malade souffrait de névralgies violentes, principalement d'une névralgie *lombo-abdominale* et aussi d'une névralgie du *trifacial*. Elle était également tourmentée d'une *rachialgie*, exagérée par la pression digitale faite au niveau de l'apophyse épineuse de la 7e cervicale, des 6e et 7e dorsales, et aussi des 1res lombaires.

Cette rachialgie entretenait des spasmes viscéraux très-pénibles : aphonie prenant subitement, accès de dyspnée, toux quinteuse, désagréable par sa sonorité et que l'on a si bien dénommée : *toux utérine,* etc.

Pas une heure de sommeil par nuit; faiblesse et débilité générales, et impossibilité de marcher quelque temps sans éprouver de l'anhélation.

Vu son grand état de faiblesse, nous hésitions à la soumettre au traitement atmothérapique. Mais dès la première sudation, la malade éprouva un tel soulagement que nos hésitations furent vaincues.

Pendant la durée de chaque application, les spasmes disparaissaient subitement, la respiration redevenait libre, la voix bien timbrée, et la patiente accusait un sentiment de bien-être très-grand, une véritable jouissance.

En moins de quinze jours, les digestions se firent facilement, et, par nuit, il y eut trois à quatre heures de sommeil.

Après six semaines, une promenade à pied d'environ une demi-heure fut possible.

Une sudation était donnée de deux jours en deux jours.

Pour triompher plus rapidement de la rachialgie, nous eûmes en même temps recours, et avec le plus grand succès, aux *cautérisations ponctuées,* faites le long du rachis, deux fois par semaine.

Aujourd'hui, 24 juin, nous recevons une lettre de notre chère malade, qui, retournée en Russie depuis environ trois mois, habite présentement une campagne dans le gouvernement de Nijni : « C'est à vous, nous écrit-elle, que je dois de pouvoir jouir de la vie, comme je le fais depuis que je suis ici. Nous avons un temps merveilleusement beau et qui contribue aussi beaucoup à me donner des forces. Le fait est que *je puis beaucoup me promener*, que je commence à m'occuper, et il y a des jours où je me sens tout à fait bien portante. »

Pour nous rendre bien compte de l'action modificatrice de la sudation, vis-à-vis de troubles généraux aussi graves et aussi complexes, nous nous appuierons sur un ensemble de faits physiologiques établi par les expériences de Claude Bernard et de Brown-Sequard :

Les artères, dans tous les points du corps, sont soumises à l'influence excitatrice de ce nombreux assemblage de petits centres nerveux désignés sous le nom de *grand sympathique.*

Les petits faisceaux musculaires entourant chaque artère et formant sa tunique musculeuse, *se contractent* lorsqu'ils sont excités par les nerfs que leur envoient les ganglions du grand sympathique. Ils *se dilatent*, au contraire, dans une mesure proportionnelle au degré d'affaiblissement du stimulus ou à sa cessation.

Comme conséquence, les organes alimentés par ces nerfs reçoivent moins de sang, jouissent d'une vitalité moindre et produisent moins de chaleur lorsque les artères se contractent; le contraire est observé lorsqu'elles se dilatent.

Cette vérité physiologique reconnue, notre vapeur surchauffée, par les effets physiologiques qu'elle suscite chez l'individu sur lequel elle est appliquée, régularise la circulation des centres nerveux et aussi de la moelle épinière, et par là même exalte ou déprime leurs pouvoirs moteurs et sensitifs.

Certaines maladies des poumons et des viscères abdominaux et pelviens ne proviennent que de désordres consistant en un excès ou un défaut d'afflux du sang. (Chapman.) Le traitement atmothérapique, influençant la circulation de la moelle épinière, triompherait à coup sûr de ce genre d'affection.

CONCLUSIONS

Les succès cliniques jusqu'ici obtenus nous ont inculqué la ferme certitude que la médication atmothérapique, plus répandue, était appelée à rendre de réels services.

Traiter les maladies par l'atmothérapie, c'est faire de la véritable *médecine physiologique.*

Si systématiser était de quelque utilité, à l'exemple d'Hahnemann, qui opposait l'homœopathie à l'allopathie, nous pourrions, mais plus justement, appeler notre doctrine *autopathie* (αυτος, soi-même ; παθος, maladie).

En effet, nous modifions l'économie plus ou moins profondément, suivant les indications, mais d'une façon fonctionnelle et sans employer aucun médicament.

Nous nous appuyons alors sur les lois constantes et positives de la physiologie, et non sur les données essentiellement variables de l'empirisme. Or, « sur tous les points encore nombreux où la physiologie n'est pas assez avancée pour servir de base à la médecine, cet art n'a le plus souvent pour guide qu'une aveugle routine ». (Dᴿ Gustave Le Bon.)

Nous avons été encouragé à persévérer dans cette voie thérapeutique en nous souvenant des paroles que l'illustre et si justement regretté Claude Bernard adressait, en 1869, à ses auditeurs au Collége de France : « La médecine expérimentale que je veux vous enseigner, disait-il, n'est pas encore définitivement constituée; mais on la pressent et on la voit poindre à l'avenir. »

L'avenir, héritier des progrès accumulés pendant des milliers d'années, ratifiera les paroles du plus grand physiologiste de ce siècle.

TABLE DES MATIÈRES

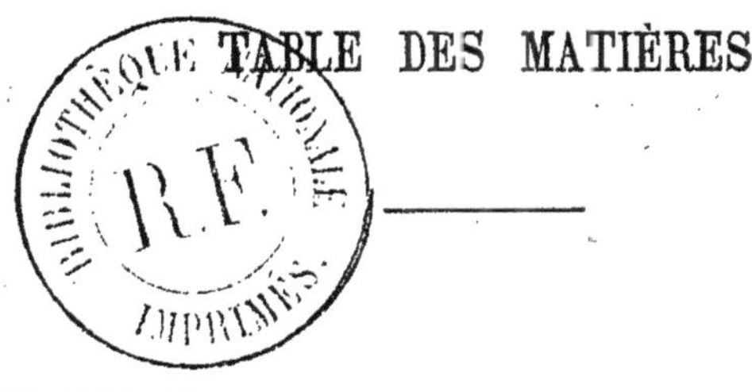

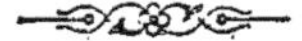

ÉTABLISSEMENT

ATMOTHÉRAPIQUE

7, rue Blondel

(à l'angle du Boulevard Sébastopol, N°

CLOVIS JOLY

APPLICATEUR

6181.—Paris. Imp. Félix Malteste et Cⁱᵉ, rue des Deux-Portes-St-Sauveur, 22.

9 782019 235758